GUHLAWZ RE BINGH NGOG
LAENGCONGHNDAENG

鼻咽癌防治

Sawcuengh Caeuq Sawgun

壮汉双语

Cuh Siujdungh　　Lij Lingz　　Sansaw

朱小东　李龄　主编

Lwgnding Bouxraeuz　　Hoiz

刘敬柳　译

U0391406

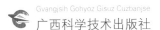
Gvangjsih Gohyoz Gisuz Cuzbanjse

广西科学技术出版社

图书在版编目（CIP）数据

鼻咽癌防治：壮汉双语 / 朱小东，李龄主编；刘敬柳译 . —南宁：广西科学技术出版社，2018.12
（中国—东盟传统医药文库）
ISBN 978-7-5551-1117-7

Ⅰ.①鼻… Ⅱ.①朱… ②李… ③刘… Ⅲ.①鼻咽癌—防治—壮语、汉语 Ⅳ.① R739.63

中国版本图书馆 CIP 数据核字（2018）第 293688 号

BI YAN AI FANGZHI（ZHUANG HAN SHUANGYU）
鼻咽癌防治（壮汉双语）

朱小东　李　龄　主编　刘敬柳　译

责任编辑：赖铭洪　何　芯　　　　　　助理编辑：罗　风
特约编辑：覃祥周　赵德飞　　　　　　责任校对：陈庆明
特约校对：韦淑英　　　　　　　　　　封面设计：韦宇星
责任印制：韦文印　　　　　　　　　　版式设计：蒙　晨

出 版 人：卢培钊
社　　 址：广西南宁市东葛路 66 号　　　邮政编码：530023
网　　 址：http://www.gxkjs.com　　　　编 辑 部：0771-5864716

经　　 销：全国各地新华书店
印　　 刷：广西雅图盛印务有限公司
地　　 址：南宁市高新区创新西路科铭电力产业园　　邮政编码：530007
开　　 本：787 mm×1092 mm　　1/32
字　　 数：73 千字　　　　　　　　　印　　 张：3.25
版　　 次：2018 年 12 月第 1 版
印　　 次：2018 年 12 月第 1 次印刷
书　　 号：ISBN 978-7-5551-1117-7
定　　 价：28.00 元

BOENGJ SAN SAW
编委会

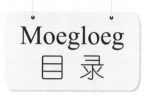

Moegloeg
目　录

Cieng Daihsam Guhlawz Re Caeuq Yw Ngog Laengconghndaeng

第一章　了解鼻咽癌

第二章　鼻咽癌的诊断

第三章　鼻咽癌的防控指南

Cieng Daih'it

Naeuz Baenz
Bingh Ngog
Laengconghndaeng

1. Bingh Ngog Laengconghndaeng Dwg Bingh Maz?

Ngog laengconghndaeng dwg cungj ngog yak baenz youq gwnz laeng laengconghndaeng, ciengzmbat raen youq song bangx laengconghndaeng caeuq rongz laengconghndaeng.

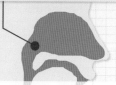

Laengconghndaeng hwnj youq baihgyangcingq ndaw gyaeuj vunz, hung lumj habfeiz, yiengh goj lumj habfeiz, aenvih aen laengconghndaeng ndoj laeg lai, nyaengz baenz najyiengh caeuq ok saeh lai, hauhneix vunzlai cix mbouj gyaez dawz haeuj hoz bae, canghyw ne caemh ciengzmbat yawj loeng.

Baenz ngog laengconghndaeng gyaez baenz youq ndaw mbangj loihvunz、mbangj gyogranz caeuq mbangj diegcomz.

Gij dieg baihnamz guek raeuz guhlumj Sengj Guengjdoeng、Gvangjsih Bouxcuengh Swcigh、Sengj Huznamz caeuq Sengj Fukgienh lai dieg caeuq mbangj guek Cou A Doengnamz dwg gij dieg baenz bingh haenq lai.

2

Ngog laengconghndaeng baenz youq lajmbwn doh, daeuhvah yiengh bingh neix caemh gyaez baenz haenq youq mbangj dieg.

Youq Cungguek

doengh boux baenz bingh de comz youq

Guengjdoeng, Guengjsae, Gyangsae, Huznamz caeuq Fukgienh lai aen sengj (swcigih), aen dieg goek baenz haenq de youq Guengjsae, liux cix naihnaih sanq haeuj gij dieg rangh Saegyang deih Cawgyang, guhlumj Ciuqgingq, Faedsan, Guengjcou caeuq rangh dieg Ngozcou deih baihdoeng Guengjsae.

1 Ngog laengconghndaeng gyaez baenz youq ndaw mbangj diegcomz

Hauhneix, ngog laengconghndaeng gyawj raeuz go.

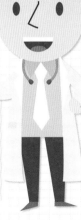

2 Ngog laengconghndaeng gyaez baenz youq ndaw mbangj diegcomz

Doengh gij vunz ndaw ranz miz vunz doenghbaez baenz gvaq binghngog haenx cix gyaez baenz ngog laengconghndaeng ngaih lai.

3

Ngog laengconghndaeng gyaez baenz youq ndaw mbangj loihvunz

Doengh gij vunz naeng henj cix gyaez baenz cungj bingh neix, lumjnaeuz vunz Cungguek, vunz Malai lai yiengh vunz, vunzhau mbouj ngah baenz nauq.

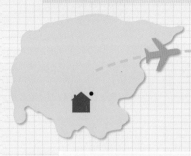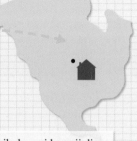

Doengh gij vunz baenz ngaih de senj bae gij dieg gij guek baenz bingh laengconghndaeng de youq ne, caemh baenz ngaih lumj doenghbaez.

Baenzneix, doengh gij vunz ndaw ranz miz vunz baenz gvaq ngog laengconghndaeng haenx coj deng haeuj gaiq bingh neix.

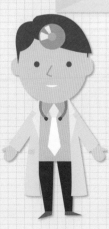

3. Gwn Gijmaz Cix Baenz Ngog Laengconghndaeng Lai Ngaih?

Miz haujlai bauqlwnh naeuz gvaq:

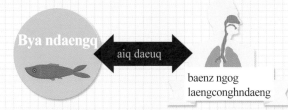

Gwn bya ndaengq lai ne cix aiq baenz ngog laengconghndaeng, vunz gyaed numh, gwn bya ndaengq gyaed lai ne, baenzneix cix baenz ngog laengconghndaeng ngaih, caemh aiq baenz naek ngaih dem.

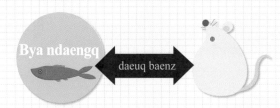

Guh sawqniemh aeu bya ndaengq daeuj gueng duz nou iq liux cix rox, bya ndaengq ndaej daeuq laengconghndaeng duz nou iq baenz ngog.

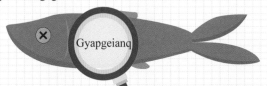

Diemjcaz liux cix rox gij gyapgeianq ndaw bya ndaengq aiq daeuq baenz ngog.

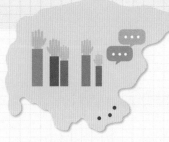

▶▶ Diuhcaz liux cix rox, doengh gij vunz baenz ngog laengconghndaeng ngaih lai haenx daeq iq cix gyaez gwn bya ndaengq caeuq gaiqiep gaiqoep, guhlumj noh'iep caeuq byaekiep lai yiengh. Youq ndaw gij gaiqgwn neix, miz Aqsiusuenyiemz (NaNO$_2$) lai lai, caemh miz mbangj doxgaiq daeuq baenz ngog de Aqsiuan (R2N-NO).

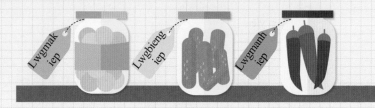

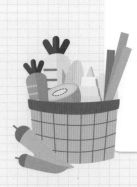

Gwn byaekheu moq guhlumj byaekva、byaekhau、byaekgaenz、lwgmanhbyaek caeuq lwgmak moq guhlumj makbingz、makgam、makit caeuq maknajlingz lai yiengh gaiqgwn neix cix mbouj luenh baenz ngog laengconghndaeng.

4.Gwn Ien Aiq Daeuq Baenz Ngog Laengconghndaeng Le?

Seizneix canghgohag ndaej nehcaw naeuz gwn ien aiq baenz daeuq baenz ngog laengconghndaeng, baenzneix gat gwn ien ne cix mbouj luenh baenz ngog laengconghndaeng hawj ndanggaeuq caeuq vunzlai henz ndang.

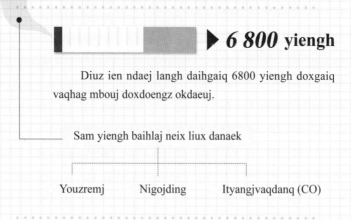

▶ *6 800* yiengh

Diuz ien ndaej langh daihgaiq 6800 yiengh doxgaiq vaqhag mbouj doxdoengz okdaeuj.

Sam yiengh baihlaj neix liux danaek

Youzremj   Nigojding   Ityangjvaqdanq (CO)

Aenvih gwn ien hawj hoenz cad haeujgyawj laeblaz laengconghndaeng, liux cix ndaej daeuq baenz bopgoek sieng roxnaeuz bopgoek demlai, hauhneix youq gij dieg ndaw ndang haeujgyawj huqdaeuqngog haenx cix daeuq ngog okdaeuj baenz ngaih. Ndaw ien miz Aqsiuan cungj doxgaiq daeuq baenz ngog haenx, cungj doxgaiq doeg neix haeujgyawj laengconghndaeng ne aiq daeuq giz laengconghndaeng hwnj ngog baenz ngaih.

Gwn ien, daegbied dwg gwn ien get ne cix daeuq raemxndang caeuq goengrengz re bingh bopgoek duh boux gwn ien de bienq yaez lai yiengh, gij bienq yaez de caeuq boux gwn ien get de baenz ngog laengconghndaeng ngaih lai doxnem deih lai.

7

5. Guh Hong Maz Baenz Ngog Laengconghndaeng Lai Ngaih?

Baenz ngog laengconghndaeng caeuq dieg youq caeuq dieg guh hong doxhaeuj lai, langhnaeuz guh hong yaez ne cix baenz bingh ngaih lai.

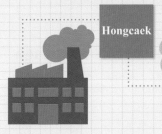

Hongcaek

Guh hong hongcaek, aenvih ndang gyawj gyapcienz、mokliuzsuen、sigmienz、loegfuengj、caet caeuq huqnyumx lienzbonjan doengh gij doxgaiq vaqhag daeuq baenz ngog haenx ngaih lai, hauhneix cix baenz ngog laengconghndaeng ngaih lai.

Lumjnaeuz, doengh boux guh hong san daemj baengz caeuq san baengz、doengh boux lienh gimsug mizsaek、doengh boux lienh gang lienh faz、doengh boux heh faz gat faz、doengh boux guh huqmienh huqmeg、doengh boux guh diengz、doengh boux baenz gimsug、doengh boux baenz lwenq、doengh boux baenz hongdawz、doengh boux gat feiz caeuq doengh boux gaem congzcaek daengj doengh gij vunz neix baenz ngog ngaih lai.

Doengh boux guh hong ndoeng caeuq raemj faex de baenz ngog laengconghndaeng ngaih lai. Guh hongnazreih ne, aenvih haeujgyawj ywnazreih lai, hauhneix doengh boux vunzguhnaz caemh baenz ngaih lai.  **Hongnazreih**

6.Hoenz Caeuq Faenx Ndaej Daeuq Baenz Ngog Laengconghndaeng Le?

Hoenz faenx

Ngog laengconghndaeng

Canghgohag naeuz, hoenz caeuq faenx caemh ndaej daeuq baenz ngog laengconghndaeng.

Coemh fwnz coemh liu

Gij goekaen yak baenz bingh ngog laengconghndaeng

Ranzcauq caeuq rug mbouj doxbaen youq

Ndaw ranz gyuek hoenz gyuek faenx lai

Lumjnaeuz, gij ranz baenz ngog laengconghndaeng ngaih de ciengzmbat deng mok hoenz humx, deng hoenz fwnz humx, ndaw moix g hoenz miz 3, 4-bwnjbingbij (C20H12, BaP) 16.83 μg, lai haenq gvaq gij dieg baenz noix haenx, gij doxgaiq neix deng naeuz dwg gij doxgaiq daeuq baenz ngog.

Haujlai caizliuh gangjnaeuz, hoenz bakcauq、heiq huqcoemh、hoenz hongcaek、hoenz cigoep doengh gij doxgaiq neix yaek daeuq baenz ngog laengconghndaeng, gij goekaen duh doengh gij doxgaiq de, aiq dwg ndaw hoenz ndaw heiq neix miz Aqsiuan, Ngeih'aking (Dioxin) doengh gij huqvaqhab daeuq baenz ngog neix.

7. Binghdoeg EB Ndaej Daeuq Baenz Ngog Laengconghndaeng Le?

Binghdoeg EB (epstein-barr virus, caemh heuhguh yiengh 4 binghmbat loihvunz dem) caeuq bingh ngog laengconghndaeng doxhaeuj lai, gij goekaen de coq youq baihlaj neix:

(1) Youq ndaw hauxlwed dingzlai boux baenz ngog laengconghndaeng de caz ndaej gij gangqdaej binghdoeg EB soqcaek haenq okdaeuj. Miz caizliuh naeuz, soqcaek gangqdaej binghdoeg EB ndaej riengzlaeng najbingh bienq haenq, mwh boux vunz baenz bingh de yw rongh ciuq liux ngog bienq iq rox bienq mued liux, soqcaek gangqdaej binghdoeg EB ndaej riengzlaeng najbingh bienq ndei cix bienq mbaeu. Langhnaeuz baenz bingh naek rox baenz bingh dem ne, hauhneix gangqdaej binghdoeg EB cix bienq haenq dem.

(2) Daeq ndaw gij gaiqgap ngog laengconghndaeng ndaej baen gij maibopgoek yiengh duh bopgoek limba goeknduj nem binghdoeg EB haenx okdaeuj.

(3) Aeu dinfwngz cabgap faenceij daeuj diemjcaz cix roxcaek, youq ndaw bopgoek ngog laengconghndaeng miz gij mairei binghdoeg EB, gij mairei de dwg duetyangjhaekdiengzhaeksuen (DNA) duh binghdoeg.

(4) Youq rog ndang vunz, aeu gij maibopgoek miz binghdoeg EB haenx bae gyuek gij bopgoek naenggwnz laengconghndaeng liux, gij naenggwnz deng gyuek de cix maj riuz, cix dek lai.

Gangj bae gangj dauq, raeuz cix roxcaek binghdoeg EB ndaej daeuq baenz ngog laengconghndaeng, caemhcaiq dem, gij bienqfat gangqdaej binghdoeg EB caeuq gij najyiengh gyawjmbonq ngog laengconghndaeng caemh doxhaeuj lai, hauhneix ndaej aeu de daeuj cazyawj gij bingh boux baenz bingh de baenz onj, baenz senj、baenz moq roxnaeuz baenz ndei.

8. Ngog Laengconghndaeng Rox Luenh Lah Luenh Gyuek Fwx Le?

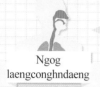

Ngog laengconghndaeng

Bingh ngog laengconghndaeng mbouj dwg binghlah nauq, bingh de mbouj miz mboqlah goeklah nauq, hauhneix mbouj rox luenh lah hawj fwx nauq. Daeuhvah canghgohag ngeixngvanh liux ndaej rox, binghdoeg EB caeuq bingh ngog laengconghndaeng doxhaeuj lai.

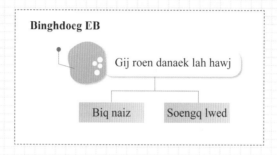

Binghdoeg EB

Gij roen danaek lah hawj

Biq naiz   Soengq lwed

Bingh ngog laengconghndaeng mbouj luenh lah hawj fwx guhlumj bingh wnq, aenvih deng binghdoeg EB gyuek liux aiq cix daeuq baenz ngog laengconghndaeng ngaih lai, daeuhvah mbouj dwg naeuz bingh ngog laengconghndaeng de dwg binghlah.

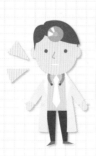

Baenzneix, raeuz gaej lau doengh boux baenz bingh ngog laengconghndaeng de, cungj bingh de mbouj luenh gyuek luenh lah hawj bouxwnq, hauhneix raeuz ndaej caeuq doengh boux baenz bingh de doxvaij cingqciengz, guhlumj gaem fwngz、doxgot、guhdoih gwn ngaiz dem.

9. Ngog Laengconghndaeng Rox Dam Hawj Ciuhlaeng Le?

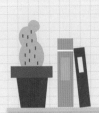

Seizneix, mbouj miz saek yiengh caizliuh gangjnaeuz ngog laengconghndaeng dwg cungj binghdamdoq nauq (couhdwg gangj bohmeh baenz bingh, lwg coj baenz dahraix dem). Daeuhvah doengh boux ndaw ranz miz vunz baenz gvaq cungj bingh de haenx, cix baenz ngaih gvaq doengh boux ndaw ranz mbouj miz vunz baenz gvaq haenx.

Seizneix miz caizliuh gangjnaeuz, ndaw doengh boux baenz bingh ngog laengconghndaeng de daihgaiq miz 10% ndaw ranz doenghbaez caemh baenz gvaq.

Doengh gij vunz baenz bingh guek raeuz senj bae guekrog youq roxnaeuz daeq baihnamz senj bae baihbaek youq ne, gij lwglan gyoengqde caemh baenz ngaih gvaq fwx. Mboujguenj youq gij dieg baenz ngaih de rox gij dieg baenz noix de, doengh gij vunz duh ndaw ranz doenghbaez caemh baenz gvaq haenx coj baenz ngaih.

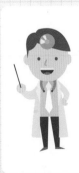

Gij caizliuh ngeixngvanh gangjnaeuz, ndaw gij bopgoek ngog laengconghndaeng de miz geij cungj goeknyumx bienq gvaq. Hauhneix, raeuz muengh doengh gij vunz duh ndaw ranz baenz gvaq haenx yaek lai haeujcaw, dinghseiz bae diemjcaz bingh ngog laengconghndaeng.

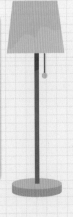

10. Vihmaz Ndaw Saekiq Ranz Miz Lai Boux Baenz Ngog Laengconghndaeng?

Aen ranz miz lai boux baenz ngog laengconghndaeng ne, gij goekaen de aiq miz lai aen, aiq dwg dingjlingz ndwi, aiq dwg gij vunzranz de gvaq ngoenz gwn youq doxgyawj doxlumj lai, gangj bae gangj dauq, raeuz coj yaek rox bingh ngog laengconghndaeng de miz gij yienhsiengq gyaez comz youq mbangj ranz aen dauhleix neix.

Cungsim Re Bingh Ngog Ranzsawlaux Cungsan miz caizliuh gangjnaeuz, doengh boux baenz ngog laengconghndaeng de 21.6% ndaw ranz gyoengqde doenghbaez caemh miz vunz baenz gvaq binghngog, 12.3% ndaw ranz gyoengqde doenghbaez caemh miz vunz baenz gvaq bingh ngog laengconghndaeng, gij vunz baenz ngog de daih dingzlai dwg vunzranz nding.

Gij caizliuh ngeixyaeng hongngvanh binghlah damdoq duh bingh ngog laengconghndaeng de gangjnaeuz, gij goekaen baenz bingh de miz 68.08% caeuq gij goekaen damdoq doxhaeuj.

Lij miz dem, gij goeknyumx boux baenz bingh de mbouj onj nauq, hauhneix cix deng gij goekaen yakhaih rog ndang de haih ndang baenz bingh ndaej ngaih. Baenzneix, ndaw saekiq ranz cix miz lai boux baenz bingh doxlumj.

11. Doengh Boux Ndaw Ranz Baenz Gvaq Bingh Ngog Laengconghndaeng De Caz Ndang Yaek Caz Gijmaz?

Bingh ngog laengconghndaeng dieg mbouj doengz dieg, vunz mbouj doengz vunz, mbangj dieg mbangj vunz baenz ngaih, mbangj dieg mbangj vunz baenz mbaeu, hauhneix danghnaeuz bouxlawz ndaw ranz doenghbaez miz vunz baenz gvaq ngog laengconghndaeng ne, bouxde cix yaek dinghseiz bae ranzyw caz ndang, caz caeux cix rox caeux, baenz bingh ne cix ndaej yw lai gaenj.

 Muenghnaeuz vunzlai caz ndang yaek caz geij yiengh baihlaj neix:

Gij saeh diemjcaz

1. Caz ndang cienmonz cienhangz, baumiz diemjcaz daengx faj naj (da、rwz、ndaeng、bak caeuq linx), saenzging gyaeuj caeuq diemjcaz da limba gwnz hoz gawh mbouj gawh dem.

2. Diemjcaz gij gangqdaej binghdoeg EB ndaw hauxlwed, guhlumj VCA-IgA (A gyaeqhakgiuz re bingh gangqyienz byukbinghdoeg EB), EA-IgA (A gyaeqhakgiuz re bingh gangqyienz mwhcaeux binghdoeg EB) rox DNA binghdoeg EB. Binghdoeg EB caeuq bingh ngog laengconghndaeng doxhaeuj lai, aen lwd baenz singqyiengz VCA-IgA duh boux baenz bingh ngog laengconghndaeng de dwg 99.9%.

3. Aeu gingq laengconghndaeng daeuj caz baengh'wnq, daegbied dwg doengh boux baenz singqyiengz gangqdaej binghdoeg EB ndaw hauxlwed haenx deng guh dahraix, cungj fapgek caz ndang neix dwg cungj fap hix ngaih hix cienh haenx.

4. Aeu gingq laengconghndaeng seinyaq daeuj caz, hauhneix cix ndaej yawj raen gij yienghsiengq ndaw conghndaeng caeuq ndaw laengconghndaeng baenz bingh haenx, ndaej yawj raen gij yienghsiengq iqreg naj gwnz laeblazniu dem, caemh ndaej nep gij gaiqgap de okdaeuj vaqniemh dem, hauhneix cix ndaej roxcaek leixbingh, nehcaw bingh baenz yienghlawz.

5. Aeu CT laengconghndaeng rox gwnz hoz (ciuqbaet caengzgoenq ukdienh) rox MRI daeuj caz.

12. Ngog Laengconghndaeng Rox Senj Bae Gizwnq Le?

Ngog laengconghndaeng dwg cungj ngog yak, gyaez senj haeuj ndaw da limba bae, roxnaeuz senj bae giz gyae.

Ngog laengconghndaeng dwg cungj ngog yak, gyaez senj haeuj ndaw da limba bae, roxnaeuz senj bae giz gyae.

Miz 70% boux baenz bingh de ngog senj haeuj ndaw da limba gvaq.

Senj bae giz gyae caeuq senj haeuj da limba doxhaeuj lai, da limba gyaed bienq gyaeq laux, gyaed bienq gyaed lai ne, senj bae giz gyae cix baenz ngaih lai.

Gij giz senj bae giz gyae yaek doek youq haenx

Giz senj bae gyae doek youq liux bingzciengz haenx dwg ndok, liux dwg bwt、daep dem, nyaengz miz mak、mamx、laeng laeblaz dungx dem, langhnaeuz senj bae gyae ne, cix lai aen huqgyang baenz ndijgaen.

13. Baenz Yiemzndaeng Rox Daeuq Baenz Bingh Ngog Laengconghndaeng Le?

Seizneix, canghgohag gangjnaeuz baenz yiemzndaeng, yiemzgumzheiqndaeng, yiemzhoz doengh gij bingh neix mbouj luenh naek baenz ngog laengconghndaeng nauq.

Hoeng gyoengqde caeuq ngog laengconghndaeng miz haujlai yiengh doxlumj, lumjnaeuz ndaengsaek, mug miz lwed, rwz ok rumz, rwznaek, dingq mbouj cinj, rwzmboq, gyaeujdot doengh gij neix.

Langhnaeuz mbouj rox baen ne, hauhneix cix aiq yawj doek roxnaeuz yawj loeng baenz bingh ngog laengconghndaeng.

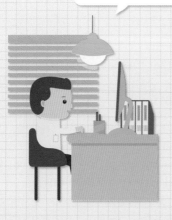

Hauhneix, danghnaeuz baenz gij najyiengh baihgwnz de ne, cix bae ranzyw cienmonz roxnaeuz ranzyw hung cunghab de caz lai baez dem.

14. Langhnaeuz Baenz Ngog Laengconghndaeng Ne Cix Gangjnaeuz Dai Dahraix Gvaq?

Ngog laengconghndaeng dwg ngog yak dahraix, daeuhvah baenz ngog de le mbouj dwg naeuz coj yaek dai dahraix ne.

Gij hingzloih leixbingh bingh ngog laengconghndaeng guek raeuz miz 95% doxhwnj dwg gij ngog bopgoek yienghgit caengz baendek rox baendek gyaekdaemq haenx, lau ywrongh caeuq ywvaqhag lai.

Mwh doenghbaez ywrongh de, doengh boux baenz bingh ngog laengconghndaeng de miz lwd lix gyonj 5 bi:

Geiz I ndaej 90% doxhwnj   **Geiz II** ndaej 80% doxhwnj

Geiz III ndaej 70% doxhwnj   **Geiz IV** ndaej 50% doxhwnj

Geij bi neix gvaqdaeuj, aenvih gij dinfwngz ywrongh de bienq moq bienq ak riuz lai, seizneix gij dinfwngz ywrongh diuzgiengz sikhingz ndaej bienq baenz gij dinfwngz guhgoek yw bingh ngog laengconghndaeng gvaq. Mwh ywrongh diuzgiengz sikhingz neix, doengh boux baenz bingh ngog laengconghndaeng de ndaej lix lai gvaq doenghbaez. Hauhneix, langhnaeuz bouxlawz baenz ngog laengconghndaeng ne, gaej youheiq lai, gaej doeknaiq lai, baenz bingh le cix bae gij ranzyw cienmonz yw binghngog caeuq ranzyw hung cunghab miz dinfwngz ak ywrongh de yw bingh riengzcawz.

Cieng Daihngeih

Naeuz Cazyw Bingh Ngog Laengconghndaeng

1. Baenz Bingh Ngog Laengconghndaeng Liux Yaek Ok Saeh Gijmaz?

Baenz bingh ngog laengconghndaeng liux cix yaek baenz caet gaiq saeh baihlaj neix: ndaeng aenq、mug gyuek lwed、rwz ok rumz、rwz nuk dingz、gyaeuj get、naj maz caeuq yawjdaeb dem, daeuhvah mbouj dwg naeuz bouxlawz doengj baenz gij saeh neix guhliux.

Ndaeng aenq	Ciengzmbat aenq mbiengj ndwi, aenvih ngog saek conghndaeng cix baenz.
Mug gyuek lwed	Mwh gyanghaet bak cup mug gizlaeng ndaeng, gizlaeng hwd'unq ngad gij doxgaiq moq bangxlaeng gwnz dingj laengconghndaeng de caux baenz.
Rwz ok rumz	Ngog mbiengj saek rwz roxnaeuz dimz diuz lotgyonghoz cix baenz.
Rwz nuk dingz	Ngog mbiengj saek rwz roxnaeuz dimz lotgyonghoz, hauhneix cix caux baenz rwz nuk yiengh daehsoengq.
Gyaeuj get	Giz laj henz conghrumz caeuq gizswiz gwnz gyaeuj ciengzmbat dot, aenvih ngog ndonj, ngog iet coh daixgyaeuj caemh caenx saenzging gyaeuj roxnaeuz gyuek doxgap dem cix caux baenz.
Naj maz	Aenvih saenzging samgap deng haih rox deng dimz liux, cix daeuq giz saenzging gaemdawz de baenz maz mbangj.
Yawjdaeb	Yawj doxgaiq miz ngaeuzdaeb, aenvih saenzging daning, saenzging samgap caeuq saenzging mbeiet deng haih cix caux baenz, ciengzmbat dwg saenzging mbeiet de deng haih liux daeuq baenz saida yawj okbae deng hen.

2. Gij Najyiengh Ciengzmbat Gwnz Ndang Caz Ndang Ngog Laengconghndaeng De Baenz Yienghlawz?

Baenz bingh ngog laengconghndaeng miz sam gaiq najyiengh ciengzmbat gwnz ndang:

1 Giz laengconghndaeng miz doxgaiq gawh moq

Aeu gingq ngog laengconghndaeng baengh'wnq rox gingq ngog laengconghndaeng seinyaq daeuj caz cix roxcaek miz doxgaiq gawh moq did okdaeuj.

2 Da limba gwnz hoz gawh

Gaiq neix gaiq yienghsiengq oknduj bingh ngog laengconghndaeng, gaiq raenlai ndawde dwg gij ndaekgawh mbouj in gwnz hoz.

3 Saenzging gyaeuj maz

Ngog dimz rox haih saenzging gyaeuj, liux cix baenz yawjdaeb、naj maz、makda ngvax、iet linx ngengq、aj bak hoj lai yiengh saeh dwgrengz neix.

3.Gag Ngeixnaeuz Ndanggaeuq Baenz Ngog Laengconghndaeng Ne Yaek Bae Gizlawz Caz Ndang Ne?

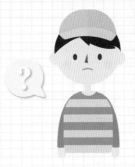

Langhnaeuz bouxlawz ngeixnaeuz lajndang baenz bingh ngog laengconghndaeng ne, hauhneix cix bae giz ranzyw cienmonz yw binghngog de ra fuengz ywrongh roxnaeuz fuengz yw binghndaeng binghhoz de yw bingh.

Canghyw yaek baenzneix caz ndang hawj boux bingh

Aeu gingq ngog laengconghndaeng baengh'wnq roxnaeuz gingq laengconghndaeng seinyaq daeuj caz

Caz da limba gwnz hoz

Caz saenzging gwnz gyaeuj

Diemjcaz gangqdaej binghdoeg EB

Ruenhcaz DNA-binghdoeg EB

Langhnaeuz deng guh dahraix ne, cix aeu MRI daeuj diemjcaz diuz hoz laengconghndaeng caeuq giz wnq dem.

4. Caz Bingh Ngog Laengconghndaeng Yaek Caz Gijmaz?

Boux baenz bingh ngog laengconghndaeng bae ranzyw ra canghyw ne coj deng lwnh gij saeh ndanggaeuq hauhlawz baenz bingh haenx hawj canghyw nyi guhliux, liux nyaengz deng caz ndang caeuq yw bingh dem.

Vih ndaej nehcaw baenz bingh dahraix, hauhneix cix deng diemjcaz leixbingh, doengh boux caz goekbingh baenz singqyaem lai baez haenx deng caz da limba gwnz hoz dem.

Boux baenz bingh de nyaengz deng caz gij saeh baihlaj neix dem:

Gingq laengconghndaeng baengh'wnq, gingq laengconghndaeng seinyaq, caemhsaenz laengconghndaeng+gwnz hoz (MRI) roxnaeuz baetyaenq caengzgoenq ukdienh (CT), ngaeuzaek, ywrongh B gwnz aek roxnaeuz CT aek caeuq dungx, baetyaenq caengzgoenq ukdienh gaiqnyingz guengjceijbeu deih ndok (ECT) caeuq gangqdaej binghdoeg EB ndaw lwed roxnaeuz EBV-DNA (binghdoeg EB-duetyangjhaeddiengzhaedsuen) lai yiengh diemjcaz neix.

5. Guhlawz Guh Caengq Nehcaw Bingh Ngog Laengconghndaeng Ndaej?

Yaek nehcaw baenz bingh ngog laengconghndaeng ne, cix deng aeu gij yienghbingh、yienghndang, yiengh caz ok caeuq gij yiengh caz leixbingh de daeuj guhdoih ngeix mbat, hauhneix cix baenz.

1
Boux baenz bingh ngog laengconghndaeng de yaek baenz ⑦ yiengh saeh lajneix:

Ndacng'acnq、mug gyuek lwed、rwz ok rumz、rwz nuk dingz、gyaeuj get、naj maz caeuq yawjdaeb.

2
Boux baenz bingh ngog laengconghndaeng de ndang yaek bienq baenz ③ cungj yienghsiengq lajneix:

① Ndaw laengconghndaeng hwnj gaiq gawh moq.
② Domq limba gwnz hoz gawh.
③ Saenzging gwnz gyaeuj maz.

3
Caz caemhsaenz laengconghndaeng caeuq gwnz hoz (MRI) ne ndaej yawj raen gij yienghsiengq binghbienq laengconghndaeng, dieg baenz bingh caeuq doemq limba dem; caz rongh B aek caeuq dungx roxnaeuz caz CT caeuq baetyaenq ndok daengx ndang (ECT ndok) ne cix ndaej roxcaek goekbingh senj bae giz gyae caengz, hauhneix caemh ndaej baen mwh dem.

4
Cazlix gaiqgawh liux roxcaek leixbingh dwg diuz "maemaeg" nehcaw ngog laengconghndaeng. Gaiq huqcaz liux ndei dwg giz laengconghndaeng, langhnaeuz cazlix lai baez caemh mbouj rox baenz mbouj baenz singqyiengz, nyaengz limba gawh dem ne, hauhneix cix deng caz domq limba dem.

6. Boux Baenz Bingh Ngog Laengconghndaeng De Vihmaz Yaek Aeu Gingq Daeuj Demq Laengconghndaeng?

Aeu gingq daeuj demq laengconghndaeng ndaej demq raen laengconghndaeng baenz yienghlawz, liux ndaej aeu huqgawh gwnz de daeuj caz, guh hauhneix daeuj nehcaw baenz bingh rox mbouj.

Gingq demq ndaw laengconghndaeng miz song yiengh

Gingq laengconghndaeng baengh'wnq

Gingq laengconghndaeng baenghsoh

1 Aeu gingq baengh'wnq daeuj caz ne cix lai ngaih lai bienh, ndaej demq raen bangxlaeng dingj laengconghndaeng caeuq song mbiengj laengconghndaeng, caemh demq raen conghlaengndaeng baenz yienghlawz dem, cungj fapgek neix yungh daeuj ruenhcaz ngog laengconghndaeng caeuq diemjcaz laengconghndaeng bouxbingh de guhlai. Daeuhvah mbangj bouxbingh de ndawhoz mbouj ngamj, hauhneix mbangjseiz caemh yawj mbouj seuq.

2 Aeu gingq baenghsoh daeuj caz ne cix loq bengz, daeuhvah guh hauhneix ndaej caz gak bangx laengconghndaeng caeuq laengconghbak lai seuq lai saw, mbouj lau ndawhoz ngamj mbouj ngamj goj caz ndaej, caemh ndaej gaeb ngaeuz ndaw laengconghndaeng ce roengzdaeuj dem.

7. Boux Baenz Bingh Ngog Laengconghndaeng De Vihmaz Yaek Aeu Mri Daeuj Caz Ndang?

1 MRI ndaej ingj gaiqgapunq guhseuq, ndaej ingj gij dieg ngog doekrag, gij domq limba gawh, gij yiengh gak sai daix gyanggyaeuj deng ngog saek haenx okdaeuj guhliux caeuq ingj gij yiengh ngog haih uk haenx okdaeuj guhliux dem, caemh ndaej ingj gij dieg ngog laengconghndaeng haih dawz haenx okdaeuj guhseuq, hauhneix ne cix ndaej guj gij yiengh domq limba gwnz hoz senj daengz gizlawz haenx okdaeuj guhdeng.

2 Seizneix, gij mwhbaen bingh ngog laengconghndaeng coj yaek aeu gij makndaej MRI daeuj guh vamzmai baen mwh.

3 MRI caeuq doz CT dinghdieg ywrongh doxgap guh ne, ndaej coenghrengz hawj nehcaw diegda'nyingz ywrongh caeuq veg seuq.

8. Boux Baenz Bingh Ngog Laengconghndaeng De Vihmaz Yaek Caz Aek Caeuq Dungx?

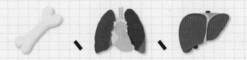

Gij dieg ndaw ndang ngog ciengzmbat gyaez senj bae haenx dwg ndok、bwt caeuq daep.

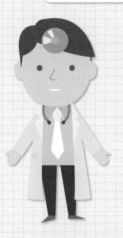

Mwh gonq yw bingh, caz aek caeuq dungx gonq ne cix ndaej nehcaw song giz de deng mbouj deng ngog haih gvaq, liux cix baen mwh dem, guh yienghneix caux baengzcingq okdaeuj hawj nehcaw yw bingh.

Yw bingh liux coj yaek caz aek caeuq dungx baez moq dem, guh yienghneix ndaej caz ngog dwg mbouj dwg daeq ndaw aek ndaw dungx senj bae giz gyae gvaq.

9.Dienhceijcingq Fatceh Duenhcengz Sauqmiuz(PET/CT) Doiq Bouxbingh Ngog Laengconghndaeng Miz Gijmaz Yungh?

PET/CT giemjcaz ndaej rox ngog baenz youq gizlawz, baenz yienghlawz、laux yienghlawz、miz geijlai、caemh ndaej rox gij cingzgvang faenbouh daihceh baihndaw de. De doenggvaq suijbingz faenceij fanjyingj ok gij bienqvaq sengleix roxnaeuz binghlcix ndaw ndang, dinghsingq cacuq dinghvih ndacj ok gij daihceh geizromh baenzbingh miz gijmaz mbouj cingqciengz, mbouj roh caz roxnaeuz noix caz gij ngog yaemsingq roxnaeuz bingh'iq de.

Caz baez PET/CT ndeu cix ndaej rox gij saenqsik gaiqgapndang daengx ndang de senj roxnaeuz mbouj senj bae gizwnq, yienghneix dawz gij ngog laengconghndaeng de baengeiz youh deng youh doiq cix ngaih lai lo.

PET/CT daj lai fuengmienh dinghvih gizda'nyingz doenghmizbingh, mwh dingh geiqvad ywbingh cijndaej demsang gij singqcinjseuq gizda'nyingz caeuq giz gyaeujmbonq ngeih ngog, yienghneix cix mbouj sieng gaiqgap cingqciengz baenzlai.

PET/CT lij caz ndaej ok gij cingzgvang cauqbingh ngog ceroengz de, caeuq gij cingzgvang ngog baenz baezmoq. Banneix youq Guengjsae, guh giemjcaz PET/CT yungh ngaenz bengz lai, deng gag ok ngaenz, mbouj ngah hawj vunzlai guh giemjcaz ciengzgvi neix.

10.Ngog Laengconghndaeng Ciengzmbat Senj Bae Gizlawz Bae?

Ngog laengconghndaeng ciengzmbat senj bae ndok、bwt、daep, senj bae ndok cix ciengzmbat senj bae ndoksaenz、ndokbat、genga. Mbangjseiz de lij rox senj bae aek、dungx、dalimba laeblaz laengz huqgyang、dalimba gehgadungx lai giz neix.

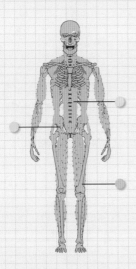

Ngonzyawj gyaeujmbonq ndaej rox, dalimba gyaed foeg, ngog senj bae gizgyae cix gyaed lai raen. Gij beijlaeh senj bae gizgyae dwg 4.8% daengz 27%, giemjcaz ndangsei lij lai daengz 76%.

Ngog senj bae ndok cix gizsenj ndok in; ngog senj bae bwt cix ae haw、ae myaiz、ae lwed; ngog senj bae daep cix daep in、vuengzbiu roxnaeuz mbouj ngah gwn.

28

11.Guhlawz Cinjduenh Ngog Laengconghndaeng Senj Bae Ndok Gvaq?

Miz haj yiengh fap danaek nehcaw ngog laengconghndaeng senj haeuj ndok haenx:

1 Giemjcaz Sauqmiuz Ndok Daengx Ndang (ECT Ndok)

Yawj ndaej ok gij cingzgvang ndok daengx ndang, aenvih sauqmiuz ndok ndaej raen gij bienqvaq daihceh, lai caeux gvaq sam ndwen daengz roek ndwen giemjcaz mae X ndaej rox ngog senj bae ndok gvaq. Hoeng singqdaegheih yaez, rox caeuq baenz yiemz roxnaeuz daihceh wnq bienq baenz bingh wnq doxgyaux luenh lai.

2 Giemjcaz Mae X

Ngog senj bae ndok yawj ndaej seuqseuq bae, yungh ngaenz noix, lai giz cungj miz cungj sezbei neix, hoeng caz ok baenz ngog numq lai, ciengzseiz in baenz ndwen roxnaeuz sam ndwen cingq yawj ndaej ok gij gaijbienq mae X seuqseuq bae.

3 CT

Gij lwdfaenbienh maeddoh CT sang, haemq caeux cix ndaej roxndeq ngog laengconghndaeng senj bae ndok, giz ngog senj bae ndok de yawj ndaej seuqseuq bae, gij gvanhaeh gaiqgap seiqhenz de yawj ndaej seuqseuq bae, coih guhlawz ywbingh haemq ndei. Hoeng yungh ngaenz bengz gvaq giemjcaz mae X.

4 Ceizgunghcaenq(MRI)

Ngog senj bae ndok roxndeq haemq caeux, lai maenxgamj gvaq CT. Hoeng giz sauqmiuz mbouj gvangq, seiz giemjcaz nanz, yungh ngaenz bengz.

5 PET/CT

Caeuq sauqmiuz ndok daengx ndang doxbeij, giemjcaz cauqbingh singqndokyungz ndwi caeuq giemjcaz cauqsenj ndaw ndokngviz lai ngaih, caemhcaiq miz singqdaegheih lai sang gvaq, hoeng yungh ngaenz bengz lai.

12.Guhlawz Cinjduenh Ngog Laengconghndaeng Senj Bae Daep Gvaq?

Cinjduenh ngog laengconghndaeng senj bae daep miz sam cungj fuengfap lajneix:

1 Rongh B: Ngog senj bae daep yawj ndaej raen seuqseuq bae, yungh ngaenz noix, lai giz miz cungj sezbei neix, hoeng caz hoj lai.

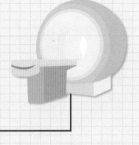

2 CT: Gij lwdfaenbienh maeddoh sang, haemq caeux cix roxndeq ngog laengconghndaeng senj bae daep, giz ngog senj bae daep de yawj ndaej seuqseuq bae, gij gvanhaeh gaiqgap seiqhenz de yawj ndaej seuqseuq bae, baen ok ngogsenj caeuq ngogsailwed haemq ndei, hoeng yungh ngaenz lai bengz gvaq B ciu.

3 MRI: Haemq caeux cix roxndeq cauqsenj daep, lai maenxgamj gvaq CT, hoeng seiz giemjcaz nanz lai, yungh ngaenz haemq bengz.

13.Guhlawz Cinjduenh Ngog Laengconghndaeng Senj Bae Bwt Gvaq?

Cinjduenh ngog laengconghndaeng senj bae bwt miz sam cungj fuengfap lajneix:

1 Giemjcaz Sai X ....

Ngog senj bae bwt yawj ndaej raen seuqseuq bae, yungh ngaenz noix, lai giz miz cungj sezbei neix, hoeng singqmaenxgamj haemq daemq, cauqbingh'iq roh caz ngaih lai.

2 CT

Gij lwdfaenbienh maeddoh sang, haemq caeux cix roxndeq ngog laengconghndaeng senj bae bwt, giz ngog senj bae bwt de yawj ndaej seuqseuq bae, gij gvanhaeh gaiqgap seiqhenz de yawj ndaej seuqseuq bae, hoeng yungh ngaenz lai bengz.

3 PET/CT ......

Doenghgij cauqbingh dahoh bwt singqcaet baen yak baen hoj de, cungj giemjcaz neix goj miz di yungh son guhlawz ywbingh, hoeng yungh ngaenz bengz, banneix youq Guengjsae giemjcaz de gag ok ngaenz, mbouj ngah hawj vunzlai guh cungj giemjcaz neix lai.

14.Aen Fap Aeu Cim Seb Huqgawh Gwnz Hoz De Ndaej Caz Yw Ngog Laengconghndaeng Le?

Gaengawq caet yiengh cingqcangq、sam yiengh daejcing caeuq gij gietgoj CT、MRI giemjcaz ngog laengconghndaeng, gyaeujmbonq cinjduenh ngog laengconghndaeng deng aeu gingqndomqndaw daeuj giemjcaz laengconghndaeng, aeu cim seb gaiqgap bingh roxnaeuz heh de bae, yienghneix cingq ndaej ok gij gietgoj cinjduenh bingh.

Langhnaeuz mwh ywbingh hozngeiz bouxbingh baenz ngog laengconghndaeng lailai, hoeng aeu gingqndomqndaw ndomq laengconghndaeng liux cim seb gaiqgap bingh lailai baez lij yw mbouj ndei, yienghneix cix deng youq dalimba gwnz hoz heh gaiqgap bingh roengzdaeuj giemjcaz.

Hoeng, gaej luenh aeu cim seb dalimba gwnz hoz, lau dem sieng.

15.Mug Miz Lwed Dwg Baenz Ngog Laengconghndaeng Dahraix Lwi?

Boux baenz ngog laengconghndaeng mbangjseiz mug miz lwed、myaiz miz lwed, hoeng mug miz lwed mbouj dwg baenz ngog laengconghndaeng dahraix. Gij bingh hawj mug miz lwed cawzok ngog laengconghndaeng, mbangjseiz lij miz doenghgij bingh wnq, lumjnaeuz:

1	Laengconghndaeng Fatyiemz	Baenz yiemzndaeng singqgaep、yiemzndaeng singqsuk、yiemz gumzheiqndaeng lai cungj yiemzndaeng caeuq yiemzcingq singqfeidaegheih gumzheiqndaeng, mug cix ciengzseiz miz lwed.
2	Gaiqdemmaj Laengconghndaeng	Bouxcoz lai baenz bingh neix, giz laengconghndaeng binghbienq, mbangj giz aiq naeuh bae roxnaeuz ok lwed.
3	Baenzrin Laengconghndaeng	Boux 20 daengz 40 bi lai baenz bingh neix, caemhcaiq nohndat、ok hanh、noix rengz caeuq dalimba gwnz hoz foeg dem.
4	Ngogsailwed Seinyaq Laengconghndaeng	Aenvih gij biujyienh laengconghndaeng caeuq ngog laengconghndaeng doxca lai, yienghneix aeu gingq giemjcaz cix baen ndaej ok lo.
5	Ngoglimba Singqyak Laengconghndaeng	Boux 20 daengz 50 bi lai baenz bingh neix, caemhcaiq nohndat、ok hanh、dalimba gwnz hoz foeg dem.

Yienghneix, langhnaeuz mug miz lwed, mbangjseiz dwg baenz ngog laengconghndaeng, mbangjseiz dwg fatyiemz roxnaeuz baenz ngog wnq, deng bae ranzyw caz riuz di nw.

16.Baenz Hozai Dwg Baenz Ngog Laengconghndaeng Dahraix Le?

Aiq miz caet dingz bouxbingh ngog laengconghndaeng cungj baenz hozai, hoeng boux baenz hozai mbouj dwg baenz ngog laengconghndaeng dahraix.

Gij bingh rox hawj baenz hozai de, cawzok ngog laengconghndaeng liux, lij miz bingh wnq dem, lumjnaeuz:

1 **Yiemz Dalimba Gwnz Hoz:** Yiemz singqgaep liux hawj mbangj giz dalimba bienq nding、foeg、ndat、in, mbangj lij daengx ndang nohndat dem, yiemz singqnumq cix ciengzseiz conghhoz fat yiemz、domqconghhoz fat yiemz, cungj dalimba foeg neix haemq wenj haemq raeuz, yw le cix suk iq roxnaeuz siu bae.

2 **Baenzrin Dalimba Gwnz Hoz:** Bouxcoz lai baenz bingh neix, dalimba gwnz hoz lumj yiengh roix caw, mbangj lij nohndat、ok hanh dem, gaxgonq aiq baenz gvaq bingh baenzrin. Hoeng deng lai re caemh seiz baenz baenzrin dalimba gwnz hoz caeuq baenz ngog.

3 **Ngog Limba Singqyak:** Bouxcoz lai baenz bingh neix, dalimba song baih hoz cungj foeg gawh, caemhcaiq foeg gawh riuzriuz dem, dalimba lumh hwnjdaeuj haemq unq, lumh mboep liux doeb ok moq ngaihngaih, mbangjseiz dalimba lajeiq、gehgadungx foeg gawh dem, roxnaeuz nohndat、ok hanh dem.

4 **Dalimba Gwnz Hoz Baenz Ngog Senj Bae Gizwnq:** Bouxbingh aiq foeg youq gizwnq baenz ngog youq gizwnq, lumjbaenz ngog gyaeuj、ngog bwt、ngog dungx lai cungj ngog neix, gij dalimba gwnz hoz foeg gawh de lumh hwnjdaeuj haemq ndongj.

Hauhneix langhnaeuz dalimba gwnz hoz foeg gawh le, aiq dwg baenz ngog laengconghndaeng, aiq dwg baenz bingh wnq roxnaeuz ngog wnq, deng bae ranzyw caz riuz di.

17.Guhlawz Cinjduenh Ngog Laengconghndaeng Yw Liux Baenz Baezmoq?

Cinjduenh ngog laengconghndaeng yw liux baenz baezmoq dwg baengh gij cingqcangq、daejcing caeuq gij giemjcaz wnq de daeuj buenqduenh.

Gij cingqcangq lai raen de miz ndaeng saek、gyaeuj in、da mong yawj mbouj seuq、naj raihmoed lai yiengh.

Gij daejcing de miz gwnz laengconghndaeng maj noh moq、dalimba gwnz hoz foeg gawh、saenzging ndaw gyaeuj mazmwnh lai yiengh.

 Langhnaeuz hozngeiz ngog laengconghndaeng baenz baezmoq, deng guh geij yiengh giemjcaz lajneix:

Giemjcaz gingq laengconghndaeng ganciep, giemjcaz gingq laengconghndaeng seinyaq, CT roxnaeuz MRI laengconghndaeng, giemjcaz mae X aen'aek, B ciu aendungx, ECT ndok, guh giemjcaz PET/CT goj ndaej, giemjcaz haglwedsaw lumjbaenz VCA/lgA、EA/lgA、EBV-DNA binghdoeg EB ndaw lwedsaw. Giemjcaz hagbinghhleix(aeu cim seb gaiqgap ngog laengconghndaeng roxnaeuz heh ok dalimba gwnz hoz) dwg aen cijbiu baenznaek cinjduenh ngog laengconghndaeng yw liux baenz baezmoq.

Ei gij cingqcangq、daejcing caeuq gij giemjcaz wnq daeuj buenqduenh dwg mbouj dwg ngog laengconghndaeng yw liux baenz baezmoq.

Cieng Daihsam

Guhlawz Re
Caeuq Yw Ngog
Laengconghndaeng

1.Raeuz Guhlawz Cingq Ndaej Rox Ngog Laengconghndaeng Riuzriuz?

Ei geij diuz lajneix raeuz ndaej rox ngog laengconghndaeng feuhfeuh:

- Vunzbiengz cungj daeuj camgya re yw ngog laengconghndaeng.

- Gij vueddoengh son'gyauq ndangrengz cienzmoiz vunzlai.

- Gij vueddoengh son'gyauq ndangrengz mbanjbiengz.

Langhnaeuz yaek rox guhlawz re yw ngog laengconghndaeng lai haeujlaeg di, ei song aen baihlaj neix guh goj ndaej:

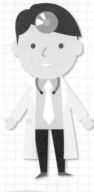

1 Bae hwnj gij dangz son'gyauq ndangrengz ngog laengconghndaeng ranzyw cienmonz yw ngog de.

2 Bae binghngog ranzyw cingqgvi roxnaeuz ranzyw cienmonz yw ngog de cam.

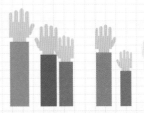

2.Gij Binghlaeh Baenzbingh Caeuq Beijlaeh Daibae Ngog Laengconghndaeng Geij Bi Neix Doxdaeuj Miz Bienqvaq Gijmaz?

Gij bienqvaq beijlaeh baenzbingh ngog laengconghndaeng geij bi neix doxdaeuj gyaiq mbouj doengz gyaiq. Caeuq 20 bi gaxgonq doxbeij, gij beijlaeh baenzbingh ngog laengconghndaeng youq Yienggangj caeuq Daizvan doekdaemq saek sam dingz, doekdaemq dwg aenvih vunz gwn ien gemjnoix caeuq yienzaen wnq.

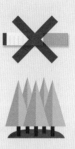

Hoeng youq Guengjsae caeuq Guengjdoeng song dieg miz vunzlai baenz ngog laengconghndaeng neix, lij caengz raen miz beijlaeh baenzngog laengconghndaeng doekdaemq lailai.

Bi 1973 daengz bi 1975, bi 1990 daengz bi 1992, bi 2004 daengz bi 2005, sam baez youq daengx guek couyiengh diemjcaz vihmaz baenz ngog laengconghndaeng dai, cungj raen gij beijlaeh baenz ngog laengconghndaeng daibae doekdaemq lailai, doekdaemq lailai dwg aenvih mwh re yw ngoh laengconghndaeng, gij soq bouxbingh caz ok caeux de demlai, gij dinfwngz yw bingh ngog laengconghndaeng de goj lai ak lai gvai gvaq gaxgonq, lumjbaenz aen fuengfap ywbingh diuhgiengz hab hingz cuengqceh.

3.Guekgya Dingh Fuengfap Gijmaz Daeuj Re Yw Ngog Laengconghndaeng?

Guek raeuz dawznaek re yw bingh miz lai yiengh, ngog laengconghndaeng dwg ndawde yiengh ndeu, guekgya dingh le fuengfap guhhong re yw baenz bingh ngog lajneix:

 + +

Cwngfuj dazyinx   lai bouhmonz doxgap   vunzlai ndawbiengz caez guh

Cungj fuengfap neix hawj aen haehdungj daenggeiq saenqsik ngog laengconghndaeng lai ndei gvaq ngoenzgonq, laebbaenz le aencomz soqgawq saenqsik ngog laengconghndaeng baenzndeu.

Hauhneix naeuz cix guhlawz re yw ne? Guekgya doihengz gij fuengfap baenzyungh de, gaemh ndei gij yienzaen yungyiemj de, dinghlaeb aen geiqvad cazok geizcaeux、cinjduenh geizcaeux caeuq re yw riuzriuz, caemhcaiq comz vunzlai okrengz bae guh dahraix dem, dinghlaeb caeuq doihengz gij biucinj hawj cauxlaeb hongsaw gyaeujmbonq ngog laengconghndaeng, dinghlaeb caeuq doihengz gij sawson ywbingh gyaeujmbonq ngog laengconghndaeng. Miz gag doenghgij gaiqgap caeuq hongqyw ywbingh guekgya hawj yw ngog laengconghndaeng de, cingq ndaej yw, gizwnq mbouj hawj yw.

4.Cwngfuj Guengjsae Miz Gij Cingqcaek Doxrangh Caz Ngog Laengconghndaeng De Le?

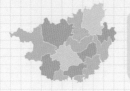

▶ Guengjsae dwg giz gaenx baenz ngog laengconghndaeng, cwngfuj yawjnaek gaiqneix lailai.

Vihliux cazok、cinjduenh caeuq ywbingh geizcaeux ngog laengconghndaeng, ok bi 2012 ma, Gvangjsih Bouxcuengh Swcigih Yinzminz Cwngfuj guh "Aengoengcingz Guhndei Hawj Vunzbiengz Guengjsae". Ndawde, "Hanghmoeg Re Yw Ngog Laengconghndaeng Caeuq Ngogdaep" bi 2012 daengz 2015, youq Gih Hingningz、Gih Gyangnamz、Gih Cingsiuq、Gih Saeyangdangz、Gih Yungningz、Gih Liengzhingq Si Namzningz, Gih Gangjbaek、Gih Gangjnamz、Gih Cimzdangz Si Gveiqgangj, Gih Gyangcou Si Cungzcoj caeuq Yienh Fuzsuij、Yienh Baenyangz、Yienh Lungzan、Yienh Habbouj、Si 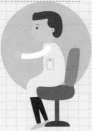 Gveiqbingz、Yienh Bingznamz、Yienh Dienzdoeng、Yienh Cangnguz、Yienh Caemgei、Yienh Bogbeg、Yienh Loengcon 22 aen yienh(si、gih) neix haiguh gij hong caz ngog laengconghndaeng caeuq cinjduenh caeux ywbingh caeux de.

Gij fuengfap caz ngog laengconghndaeng de miz:

1 Giemjcaek haglwedsaw gangqdaej binghdoeg EB.

2 Cam baenz ngog laengconghndaeng ciengzseiz baenz yienghlawz caeuq cam gaxgonq ndaw ranz miz mbouj miz vunz baenz ngog gvaq.

3 Cinjduenh dalimba gwnz hoz.

4 Giemjcaz gingq laengconghndaeng seinyaq.

Langhnaeuz caz ok miz bouxlawz aiqnaeuz baenz ngog laengconghndaeng, cix hawj bouxde bae Ranzyw Binghngog Gvangjsih Bouxcuengh Swcigih、Ranzyw Nga Daih'it Gvangjsih Yihgoh Dayoz、Gvangjsih Bouxcuengh Swcigih Yinzminz Yihyen sam aen ranzyw laux neix caz, hauhneix cingq rox dwg mbouj dwg baenz ngog laengconghndaeng dahraix.

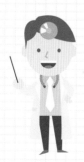

Langhnaeuz bouxlawz deng cinjduenh dwg baenz ngog laengconghndaeng dahraix le, cix soengq de gvaq roensaekheu bae gizfuengqliuz yw ngog cienmonz de ndeindei ywbingh.

Gohag hawj raeuz roxndeq, gaijbienq fuengsik ndwenngoenz re ndaej baenz ngog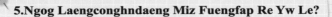

Baezngoenz, lai haeujsim geij yiengh baihlaj neix cix re baenz ngog laengconghndaeng ndaej:

1 Gaiq daih'it cix dwg haeujsim gaiqgwn. Gaiqgwn baezngoenz deng doxdaengh, lai gwn byaekheu、 lwgmak, noix gwn roxnaeuz gaej gwn bya'ndaengq、 byaekndaengq、nohhoenz、nohlab geij yiengh doxgaiq hamz miz gaiqgap vaqhag loih aqsiuan. Diucaz rox, lwgnyez cib bi doxroengz gwn bya'ndaengq le, baenz ngog laengconghndaeng cix ngaih lailai, hauhneix gaej luenh gwn dingz doxgaiq neix lai.

2 Baezngoenz deng haeujsim gaej luenh bae giz heiq uq naek lai liuh roxnaeuz gaej luenh sup haeuj mokhoenz mbw, lumjnaeuz ywseb gajnon. Lij miz dem, lij deng haeujsim mbwn ndat mbwn cengx, re dwgcaj, hawj conghhndaeng conghhoz seuqsaw, re deng mbw rah.

3 Gaiq ien、gaiq laeuj.

4 Ndaejvangq cix lai dajbuet lienhndang, hawj ndang rengz ndang maenh, mbouj hawj bingh luenh haeuj ndang.

42

6.Guhlawz Rox Lai Caeux Di Baenz Ngog Laengconghndaeng Le?

Yaek rox lai caeux di baenz ngog laengconghndaeng le, cix deng lai haeujsim geij gaiq lajneix:

1 Dinghgeiz yawjngonz caeuq giemjcaz doenghgij vunz giz baenz ngog laengconghndaeng ngaihngaih de, ceiq ndei couhdwg bujcaz ngog laengconghndaeng.

2 Haeujsim geizcaeux baenz ngog laengconghndaeng (lumjbaenz 30 bi doxhwnj baenz mbiengj ndaeng saek、ndaeng ok lwed、mug miz lwed、rwz ok rumz、rwz nuk dingq cinj、rwzmboq mbiengjdog、gyaeuj in mbiengjdog), aiq vaiq bae ra canghyw cienmonz yw ngog roxnaeuz bae ranzyw yw ngog yawj bingh.

3 Dawz gij giemjcaz laengconghndaeng、gij giemjcaek gangqdaej binghdoeg EB lwed coq haeuj ndaw hanghmoeg caz ndang vunz cingqciengz bae, lij deng doiq doenghgij vunz gaxgonq vunz ndawranz miz vunz baenz ngog laengconghndaeng de dingh seiz giemjcaz.

7.Guhmaz Deng Caz Ngog Laengconghndaeng?

Gij ngog yak guek raeuz ceiq ciengz raen de miz lailai, ngog laengconghndaeng couhdwg ndawde cungj de, ngog laengconghndaeng daengx seiqgyaiq bet dingz doxhwnj lai baenz youq baihnamz Cungguek.

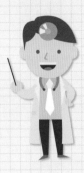

Banneix doiq ngog laengconghndaeng caengz miz gij fuengfap refuengz mbaekit(refuengz yienzaen baenzbingh), ndaej muengh gag refuengz mbaekngeih ndwi, couhdwg muengh naeuz caeux di cazok、caeux di cinjduenh caeuq caeux di ywbingh.

Ngog laengconghndaeng dingzlai dwg gag guh yienghneix fatcienj:

Bouxndangrengz ➡ doenghboux singqyiengz gangqdaej binghdoeg EB ➡ ngog yienzvih ➡ ngog iemqhaeuj

Mwhgonq bouxbingh caengz deng cinjduenh baenz ngog laengconghndaeng dahraix, haemq nanz(5 bi daengz 10 bi) ndaw ndang de miz lai yiengh gangqdaej binghdoeg EB suijbingz demsang, gaiqneix couhdwg naeuz miz lai cungj fuengfap haemq caeux caz ndaej ok ngog laengconghndaeng.

44

1

Diemjcaz leixhuq gwnz gyaeuj gwnz hoz:

① Caz gingq laengconghndaeng baengh'wnq.

② Naenx domq limba gwnz hoz.

③ Caz gingq laengconghndaeng seinyaq hawj doengh boux baenz nanh ngaih haenx.

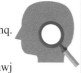

2

Diemjcaz gangqdaej binghdoeg EB ndaw hauxlwed, langhnaeuz deng guh dahraix ne cix caz DNA binghdoeg EB ndaw hauxlwed dem.

3

Langhnaeuz heiq ndanggaeuq baenz ngog laengconghndaeng lailai, heiq mbouj ndaej ne, hauhneix cix deng caz gaiqgaplix ndaw laengconghndaeng rox leixbingh domq limba.

4

Langhnaeuz deng guh dahraix ne cix caz caemhsaenz swz(MRI) gwnz hoz caeuq laengconghndaeng .

9.Bouxlawz Dwg Boux Danaek Deng Ruenhcaz?

1 Doengh boux danaek dwg doengh boux 30 bi daengz 59 bi haenx, gij vunz neix dwg vunz baenz ngaih.

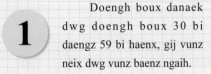

2 Doengh boux ciengzmbat haeujgyawj hoenz、huqdoeg vaqhag caeuq doengh boux gwn ien、gwn laeuj haenx.

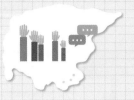

3 Doengh boux ndaw ranz miz vunz baenz gvaq bingh ngog laengconghndaeng haenx.

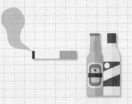

4 Doengh boux gyaeuj get、ndaeng'aenq、mug gyuek lwed、ndaeng ok lwed、rwz ok rumz、daeuhvah mbouj rox vihmaz baenz yienghde, caemh baebae dauqdauq baenz lai baez haenx.

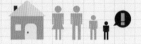

5 Doengh boux gwnz hoz mbouj rox vihmaz hwnj ndaekgawh, daeuhvah mbouj rox in haenx.

46

10.Ruenhcaz Gangqdaej Binghdoeg EB Baenz Singqyaem, Cix Gangjnaeuz Mbouj Baenz Bingh Ngog Laengconghndaeng Lwi?

Binghdoeg EB baenz singqyaem goj mbouj ndaej gangjnaeuz mbouj baenz bingh ngog laengconghndaeng.

Mbangj vunz baenz bingh ngog laengconghndaeng de, gij gangqdaej binghdoeg EB ndaw ndang de gag baenz singqyaem.

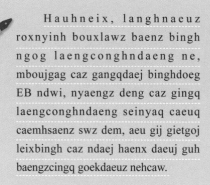

Hauhneix, langhnaeuz roxnyinh bouxlawz baenz bingh ngog laengconghndaeng ne, mboujgag caz gangqdaej binghdoeg EB ndwi, nyaengz deng caz gingq laengconghndaeng seinyaq caeuq caemhsaenz swz dem, aeu gij gietgoj leixbingh caz ndaej haenx daeuj guh baengzcingq goekdaeuz nehcaw.

第一章

了解鼻咽癌

1. 什么是鼻咽癌?

鼻咽癌是发生在鼻咽部的恶性肿瘤，最常见于鼻咽侧壁咽隐窝。

鼻咽部位于人类头部的正中，大小及形状类似火柴盒，由于该部位极其隐蔽，且鼻咽癌症状和体征多变，易被患者忽视，也常使医务人员误诊。

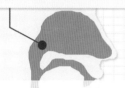

鼻咽癌发病有明显的种族易感性、家族倾向性和地区聚集性。

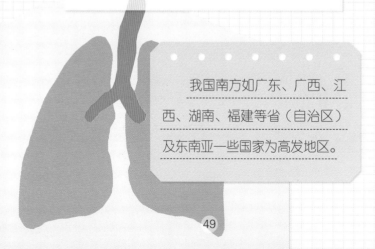

我国南方如广东、广西、江西、湖南、福建等省（自治区）及东南亚一些国家为高发地区。

2. 鼻咽癌离我们很遥远吗?

鼻咽癌患者可见于世界各大洲,但具有明显的地域高发特点。

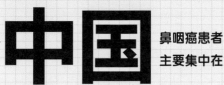

中国 鼻咽癌患者主要集中在

广东、广西、江西、湖南、福建等省(自治区),高发区集中起源于广西,最终汇入珠江的西江流域,如肇庆、佛山、广州地区和广西东部的梧州地区。

1 **鼻咽癌有地区聚集性**

因此,鼻咽癌离我们并不遥远。

2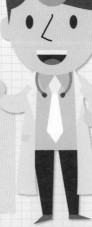

鼻咽癌有家族倾向性

有癌症家族史特别是鼻咽癌家族史的人更容易患鼻咽癌。

3

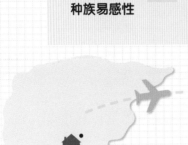

**鼻咽癌有
种族易感性** = 多发于黄种人
（中国人、马来西亚
人等），白种人少见。

即使是移居至发病率低的国家或者地区，
多发种族仍有较高发病率。

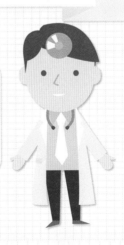

因此，有鼻咽癌家族
史的人须提高警惕。

3. 鼻咽癌与饮食有什么关系?

▶ 已有不少报道表明:

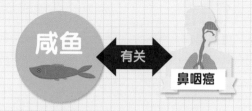

咸鱼 ←有关→ 鼻咽癌

鼻咽癌与多食咸鱼有关,年龄越小,进食咸鱼次数越多,发生鼻咽癌的概率就越高,危险性就越大。

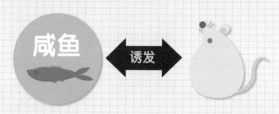

咸鱼 ←诱发→

▶ 咸鱼喂养小老鼠的动物实验证明,咸鱼可诱发小老鼠鼻腔后部(相当于人类鼻咽部)的癌症。

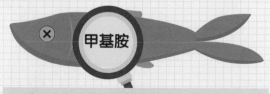

甲基胺

从咸鱼中检测到的甲基胺具有促癌作用。

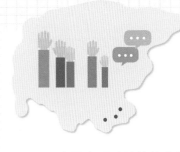

▶▶ 调查显示，鼻咽癌高发区的居民有自幼喜食咸鱼和腌制食品（如腌肉、腌菜等）的习惯。在这些食品中亚硝酸盐的含量特别高并含有一定量的致癌物亚硝胺。

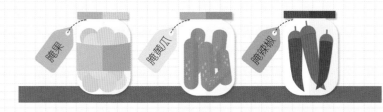

腌果　　腌黄瓜　　腌菜椒

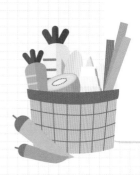

进食新鲜蔬菜如菜花、白菜、芹菜、青椒等和新鲜水果如苹果、橘子、葡萄、猕猴桃等均可以降低患癌的风险。

4. 鼻咽癌与吸烟有关系吗？

科学家已经确定患鼻咽癌的病因之一是吸烟，因此戒烟可以降低吸烟者和周围亲人的患癌概率。

▶ 6 800 种

一支点燃的香烟能释放出大约 6 800 种不同的化学物质。

其中最主要的有 3 种：

焦油	尼古丁	一氧化碳

由于吸烟吸入的烟雾直接接触鼻咽黏膜，引起细胞损伤和促进细胞增生，有促癌作用，在致癌物接触的部位可以诱发癌症。而且香烟中含有致癌的亚硝胺，这类物质对鼻咽部可能有亲器官性致癌的作用。

吸烟尤其是重度吸烟可引起吸烟者体液和细胞免疫功能多种改变，此改变与重度吸烟者鼻咽癌发生率的升高存在因果关系。

5. 鼻咽癌与职业有关系吗?

鼻咽癌的发生与居民的生活及工作环境有关, 其中包括职业性有害因素。

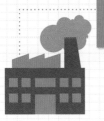

工业

在工业生产中, 职业性暴露甲醛、硫酸雾、石棉、氯仿、油漆、联苯胺染料等化学致癌物会增加鼻咽癌发生的危险性。

例如,纺织业织布和编织工人、有色金属冶炼工人、炼钢及其精炼工人、刀锻工、糕点面包师傅、制造糖果的工人、金属磨工、磨光工、工具磨削工、火焰切割工和机床操作工等人群患鼻咽癌的危险性明显增加。

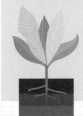

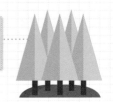

农业

森林工人和伐木工人患鼻咽癌的危险性也明显增加。在农业生产中, 频繁使用和接触农药可能也是农民鼻咽癌多发的原因之一。

6. 环境中的烟尘和鼻咽癌有什么关系?

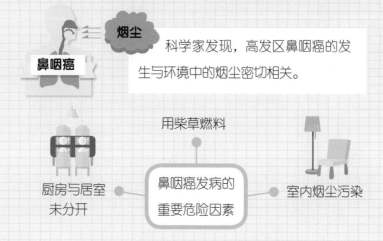

烟尘

鼻咽癌

科学家发现，高发区鼻咽癌的发生与环境中的烟尘密切相关。

用柴草燃料

厨房与居室未分开 ● 鼻咽癌发病的重要危险因素 ● 室内烟尘污染

例如，鼻咽癌高发区的家庭终日烟雾弥漫以及暴露在燃烧木柴的烟雾之中，每克烟尘中 3,4– 苯并芘含量达 16.83 μg，明显高于低发区家庭，这些物质都被认为具有致癌作用。

大量资料表明，厨房油烟、燃料废气、工业烟尘、汽车废气等均会引发鼻咽癌，这些因素的致癌原因，可能与烟尘废气中的亚硝胺、二噁英化合物等致癌物有关。

7.EB病毒与鼻咽癌的关系有多大?

鼻咽癌与 EB 病毒(epstein-barr virus，又称人类疱疹病毒 4 型)密切有关，依据如下:

（1）大多数鼻咽癌患者的血清中都能检测出高滴度的抗 EB 病毒抗体。有资料证实，EB 病毒抗体滴度随着病情进展而升高，同一患者病情经放射治疗后肿瘤缩小或消失时，EB 病毒抗体滴度可随病情的康复而逐渐下降。反之，当病情复发或恶化时则 EB 病毒抗体滴度又明显升高。

（2）从鼻咽癌组织中可以分离出带有 EB 病毒的原始淋巴细胞样细胞株。

（3）通过分子杂交技术检测发现，在鼻咽癌癌细胞中存在 EB 病毒的标志，即病毒的脱氧核糖核酸（DNA）。

（4）在体外，用含有 EB 病毒的细胞株感染鼻咽上皮细胞后，受感染的上皮生长加快，核分裂象增多。

综上所述，鼻咽癌与 EB 病毒关系密切，同时，EB 病毒抗体变化与鼻咽癌临床病情相关，可作为判断患者病情稳定、转移或复发和预后的良好指标。

8. 鼻咽癌会传染吗？

鼻咽癌本身不是传染病，非传染源，没有传染性。但研究发现，EB病毒与鼻咽癌的关系十分密切。

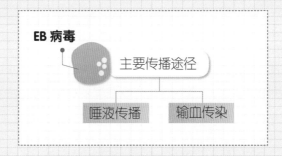

EB 病毒

主要传播途径

睡液传播　　　输血传染

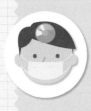

鼻咽癌不会像其他传染性疾病一样发生传染，可能只是由于 EB 病毒感染会加剧鼻咽癌的诱发，并不能从根本上说鼻咽癌具有传染性。

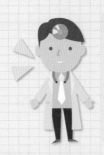

因此，对于鼻咽癌患者，大家不必因担心传染而恐慌。我们可以和他们进行正常交往，如握手、拥抱、吃饭等。

9. 鼻咽癌会遗传吗？

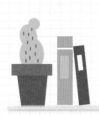

目前，没有确切的研究证据表明鼻咽癌是一种遗传性疾病（即父母患鼻咽癌，子女一定患鼻咽癌）。但相对于无鼻咽癌家族史的家庭而言，有鼻咽癌家族史的人较易患鼻咽癌。

目前的调查显示，大概有 10% 的鼻咽癌患者有家族史。

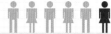

我国鼻咽癌高发家族即使迁居海外或从我国的南方迁居到北方，其后代仍有高发的倾向。不论是在高发区还是在低发区的患者，都有明显的家族聚集倾向。

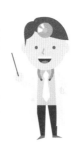

研究报道表明，鼻咽癌肿瘤细胞中有几种染色体发生变化。因此，建议有鼻咽癌家族史的人须对鼻咽癌提高警惕，定期进行鼻咽癌筛查。

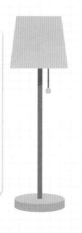

10. 为什么少数家庭中会出现多个鼻咽癌患者?

一个家庭中出现多个鼻咽癌患者可能有多个原因,可能仅仅是巧合,也可能是因为家庭成员的生活环境和习惯相似或相近,更重要的是鼻咽癌有一定的家族聚集现象。

中山大学肿瘤防治中心的资料显示,21.6% 的鼻咽癌患者有癌症家族史,12.3% 有鼻咽癌家族史,而且肿瘤患者大部分集中在直系亲属中。

鼻咽癌遗传流行病学研究显示,鼻咽癌致病因素中有 68.08% 与遗传因素有关。

此外,鼻咽癌患者的染色体存在不稳定性,更容易受到外界各种有害因素的"攻击"而致病。因此,少数家庭中会出现多个鼻咽癌患者。

11. 有鼻咽癌家族史的人群应做哪些检查？

鼻咽癌的发病有着明显的地域和种族差异，并存在家族高发倾向，对于家族中（尤其是直系亲属中）有鼻咽癌患者的人群，应定期到医院检查，以便能早期发现鼻咽癌，提高治愈率。

 建议做以下检查：

检查项目
专业而系统的体格检查，包括五官、颅神经的检查以及有无颈部淋巴结肿大的检查。
血清中 EB 病毒抗体，如 VCA–IgA（EB 病毒壳抗原免疫球蛋白 A）、EA–IgA（EB 病毒早期抗原免疫球蛋白 A）或 EB 病毒 DNA 的检测。EB 病毒与鼻咽癌发病有着密切的关系，鼻咽癌患者 VCA–IgA 阳性率为 90.9%。
间接鼻咽镜检查，尤其对于血清 EB 病毒抗体阳性患者更为重要，它是一种简单、易行且经济的检查手段。
纤维鼻咽镜检查，可清楚观察到鼻腔及鼻咽腔内病变，能更好地发现黏膜表面细微病变，且可直接钳取活检，以获得病理，明确诊断。
鼻咽及颈部 CT（计算机断层扫描）或 MRI（磁共振）检查。

12. 鼻咽癌会转移吗？

鼻咽癌属于恶性肿瘤，易发生淋巴结转移和远处转移。

由于鼻腔部黏膜下有丰富的淋巴管网，鼻咽癌的颈部淋巴结转移发生早、发生率高。

临床上 **70%** 以上 的患者就诊时就已经发生颈淋巴结转移。

远处转移与颈淋巴结转移密切相关，随着颈淋巴结的增大，数目增多，远处转移的概率明显增加。

远处转移常见部位

远处转移最常见的部位是骨，其次是肺、肝，其他的还有肾、胰腺、腹膜后等，且常为多个器官同时发生转移。

13. 鼻咽癌与鼻炎等良性疾病有关系吗？

就目前所知，鼻炎、鼻窦炎、咽炎等良性疾病一般不会导致鼻咽癌。

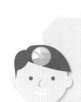

但它们与鼻咽癌有很多症状相似，如鼻塞、鼻涕中带血、耳鸣、耳闷、听力下降、中耳炎、头痛等。

如果不注意鉴别，极易造成鼻咽癌漏诊、误诊。

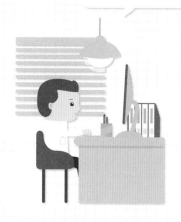

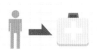

因此，如果出现此类症状可至肿瘤专科医院或大型综合医院进行进一步诊断。

14. 患了鼻咽癌，是不是就被"判死刑"了呢？

鼻咽癌属于恶性肿瘤，但患了鼻咽癌不一定就是被"判死刑"。

我国鼻咽癌病理类型 95% 以上为未分化或者低分化鳞状细胞癌，对放疗、化疗均敏感。

在传统放疗时代，鼻咽癌患者 5 年总生存率：

I 期	在 90% 以上	II 期	在 80% 左右
III 期	在 70% 左右	IV 期	在 50% 左右

近年来，随着放疗技术发展突飞猛进，调强适形放疗技术已成为鼻咽癌放疗主流技术。在调强适形放疗时代，鼻咽癌患者的生存率得到了极大提高。所以即使患了鼻咽癌，也不要惊慌，不要丧失信心，要及早到具有先进放疗技术条件的肿瘤专科医院或大型综合医院诊治。

第二章

鼻咽癌的

诊断

1. 鼻咽癌常见症状有哪些?

鼻咽癌常见有七大症状: 鼻塞、抽吸性血涕、耳鸣、听力下降、头痛、面麻、复视，但并非每位患者均同时出现以上症状。

鼻塞	常为单侧性，由于肿瘤堵塞后鼻孔所致。
抽吸性血涕	常为清晨经口腔吸去鼻后分泌物时，由于软腭背面摩擦鼻咽顶后壁新生物引起。
耳鸣	因侧壁肿瘤堵塞或压迫咽鼓管引起。
听力下降	因侧壁肿瘤易于堵塞或压迫咽鼓管，导致传导性听力障碍。
头痛	以单侧颞顶部或枕部的持续性疼痛多见，往往是由于肿瘤浸润、向颅底扩展并累及颅神经或合并感染引起。
面麻	主要原因是三叉神经受侵犯或压迫而引起的相应神经支配区域麻痹。
复视	即视物有重影，由于动眼神经、三叉神经、外展神经受侵犯所致，最多见的是外展神经受损而致的眼外展受限。

2. 鼻咽癌诊断常见体征有哪些?

鼻咽癌常见三大体征:

1 鼻咽部有新生肿物

通过间接鼻咽镜或者纤维鼻咽镜可见鼻咽部肿物生长。

2 颈部淋巴结肿大

常为鼻咽癌的首发症状,最典型的是出现上颈部无痛性肿块。

3 颅神经麻痹

病灶压迫或者侵犯颅神经,出现复视、面麻、眼球固定、伸舌歪斜、张口困难等体征。

3. 怀疑自己患鼻咽癌应去哪里就诊?

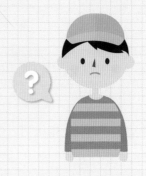

患者如发现自身有鼻咽癌的症状或体征时,应该到肿瘤专科医院放疗科或耳鼻喉科就诊。

 医生将对患者进行

间接鼻咽镜 或 纤维鼻咽镜检查

颈部淋巴结检查

颅神经检查

EB 病毒抗体检测

EB 病毒 –DNA 筛查

必要时进行鼻咽颈部 MRI 检查以及其他检查。

4. 诊断鼻咽癌需要做什么检查?

鼻咽癌患者到医院就诊时应向医生详细描述自己发病的全过程,以及接受过何种检查和治疗。

为了确诊,需进行病理检查,原发灶活检呈反复阴性的患者可进行颈部淋巴结活检。

患者还需进行以下检查:

间接鼻咽镜,纤维鼻咽镜,鼻咽部 + 颈部磁共振(MRI)或计算机断层扫描(CT),胸片,腹部 B 超或胸腹部 CT,骨发射单光子计算机断层扫描(ECT)和血液 EB 病毒抗体或 EBV-DNA(EB 病毒 - 脱氧核糖核酸)检测等。

5. 如何诊断鼻咽癌？

鼻咽癌的诊断需要根据患者的症状、体征，辅助检查结果和病理活检结果进行综合考虑。

1

鼻咽癌患者常见 ⑦ 大症状：

鼻塞、抽吸性血涕、耳鸣、听力下降、头痛、面麻、复视。

2

鼻咽癌患者常见 ③ 大体征：

① 鼻咽部有新生肿物。

② 颈部淋巴结肿大。

③ 颅神经麻痹。

3

鼻咽部和颈部磁共振（MRI）可清楚显示鼻咽病变、侵犯范围、颈部淋巴结的情况；胸腹部 B 超或 CT 检查和全身骨扫描（骨 ECT）检查可帮助了解有无远处转移病灶，以明确分期。

4

肿物活检获取病理诊断是鼻咽癌诊断的"金标准"。活检部位首选鼻咽部，如果反复活检未能获取阳性结果并有颈部淋巴结肿大时，可进行颈部淋巴结活检。

6. 鼻咽癌患者为什么要 做鼻咽内窥镜检查?

鼻咽内窥镜可观察鼻咽部的情况并能对所见鼻咽肿物取材供活检以确诊。

鼻咽内窥镜分为两种

间接鼻咽镜   直接纤维鼻咽镜

1 间接鼻咽镜操作简单、使用方便，可观察鼻咽顶后壁和双侧壁的情况并可观察鼻后孔的情况，广泛应用于体检时对鼻咽癌的筛查和临床患者的鼻咽部检查。但有部分患者因咽反射较大而影响观察效果。

2 直接纤维鼻咽镜检查价格稍高，但能更清楚直观地观察鼻咽各壁和口咽的情况，且不受咽反射影响并能留存鼻咽部图片资料。

7. 鼻咽癌患者为什么要做磁共振（MRI）检查？

1 MRI 对软组织分辨率高，能清楚显示肿瘤组织侵及范围、淋巴结肿大情况、颅底各管道肿物侵犯情况和脑实质侵犯情况，能更好地显示鼻咽癌侵犯的范围，准确评价颈部淋巴结转移的情况。

2 目前，鼻咽癌分期均要求以 MRI 检查结果作为分期标准。

3 MRI 与放疗定位 CT 图像相结合，有利于放疗靶区的确定和精确勾画。

8. 鼻咽癌患者为什么要进行胸部和腹部检查?

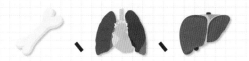

鼻咽癌转移最常见的部位是骨、肺、肝。

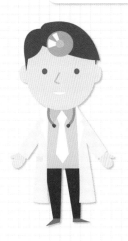

　　治疗前进行胸腹部检查可以明确上述部位是否存在转移,进一步明确分期,为决定治疗方案提供依据。

　　治疗结束随访复查胸腹部情况,可监测患者是否存在胸腹部远处转移。

9. 正电子发射断层扫描（PET/CT）对鼻咽癌患者有什么作用？

PET/CT检查可显示肿瘤的部位、形态、大小、数量和肿瘤内的代谢分布情况。它通过分子水平反映人体存在的生理或病理变化，可定性和定位探测疾病早期的代谢异常，避免或减少对阴性肿瘤或小病灶的漏诊。

一次PET/CT可提供全身各器官有无转移的信息，有利于对鼻咽癌进行精确的临床分期。

PET/CT从多方面进行生物靶区的定位，在制订治疗计划时可显著提高肿瘤靶区和肿瘤亚临床区范围的精确性，减少对正常组织的损伤。

PET/CT还可监测肿瘤残存病灶与复发情况。目前在广西，PET/CT检查费用昂贵，属于自费项目，不作为常规检查推荐方法。

10. 鼻咽癌常见转移部位有哪些?

鼻咽癌最常见的转移部位是骨、肺、肝,而骨转移中以脊柱、骨盆、四肢多见。其亦可发生胸腔、腹腔、纵隔淋巴结、腹股沟淋巴结等部位的转移。

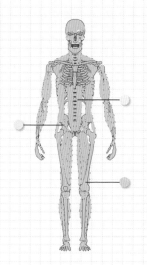

临床观察发现,随着颈淋巴结肿大,远处转移的概率也会明显增加。远处转移率为4.8% ~ 27%,尸检中则发现高达 76%。

骨转移多表现为转移部位的骨疼痛;肺转移多表现为咳嗽、咳痰或咯血等;肝转移则多表现为肝区疼痛、黄疸或食欲不振等症状。

11. 如何诊断鼻咽癌骨转移?

诊断鼻咽癌骨转移的方法主要有以下 5 种:

1 全身骨扫描（骨 ECT）检查

可显示全身骨情况，因骨扫描显示代谢改变，较 X 线检查提早 3 ~ 6 个月发现骨转移灶。但特异性差，易与炎症或其他代谢改变相关疾病混淆。

2 X 线检查

可见骨转移明显征象，检查费用低，设备普及率高，但敏感性较低，往往在疼痛发生后 1 ~ 3 个月才出现明显的 X 线改变。

3 CT

CT 的密度分辨率高，能较早发现鼻咽癌骨转移灶，清楚显示骨转移灶的范围及其与周围组织器官的关系，对指导治疗有较大的帮助。但较 X 线检查费用高。

4 磁共振（MRI）

可早期发现骨转移灶，较 CT 更敏感。但扫描范围有限，检查时间长，费用昂贵。

5 PET/CT

与全身骨扫描相比，在检测单纯溶骨性病灶和仅限于骨髓内的转移灶方面更加灵敏，并具有更高的特异性，但费用昂贵。

12. 如何诊断鼻咽癌肝转移?

诊断鼻咽癌肝转移的方法主要有以下 3 种:

1 B 超:可见肝转移明显征象,检查费用低,设备普及率高,但敏感性较低。

2 CT:CT 的密度分辨率高,能较早发现鼻咽癌肝转移灶,能清楚显示肝转移灶的范围及其与周围组织器官的关系,能更好地鉴别转移瘤与血管瘤,但费用较 B 超贵。

3 MRI:可早期发现肝转移灶,较 CT 更敏感,但检查时间长,费用较昂贵。

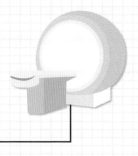

13. 如何诊断鼻咽癌肺转移?

诊断鼻咽癌肺转移的方法主要有以下 3 种:

1 X 线检查 .... 可见肺转移明显征象,检查费用低,设备普及率高,但敏感性较低,小病灶容易漏诊。

2 CT

CT 的密度分辨率高,能较早发现鼻咽癌肺转移灶,能清楚显示肺转移灶的范围及其与周围组织器官的关系,但较 X 线检查费用昂贵。

3 PET/CT .... 对难以鉴别性质的肺部结节病灶起到一定的指导诊断作用,但费用昂贵,目前在广西属于自费项目,不作为常规检查推荐项目。

14. 颈部肿物穿刺活检是否对诊断鼻咽癌有作用?

根据鼻咽癌的七大症状、三大体征和 CT、MRI 检查结果,临床诊断鼻咽癌后应进行鼻咽内窥镜检查和活检,以取得病理诊断结果。

如果临床上高度怀疑患者患鼻咽癌,但经多次鼻咽内窥镜下取活检仍未能取得阳性结果,可考虑进行颈部淋巴结切除活检进行病理检查,以进一步明确诊断。

但是,不建议进行颈部淋巴结针刺活检,以免增加转移风险。

15. "鼻涕带血" 一定是鼻咽癌吗?

鼻咽癌患者可出现鼻涕中带血、抽吸性血痰,但鼻涕中带血不一定就是鼻咽癌。引起鼻涕中带血的疾病除鼻咽癌外,还可能是其他一些疾病,如:

1 鼻腔的炎症
急性鼻炎、萎缩性鼻炎、鼻窦炎等鼻腔和鼻窦非特异性炎症为鼻涕中带血的常见原因。

2 鼻咽增殖体
多发于青年,病变位于鼻咽部,局部可出现溃疡、出血。

3 鼻咽结核
多发于 20 ~ 40 岁,可同时伴有低热、盗汗、乏力及颈部淋巴结肿大。

4 鼻咽纤维血管瘤
由于鼻咽部表现与鼻咽癌差异较明显,一般进行鼻咽喉镜检查可鉴别。

5 鼻咽恶性淋巴瘤
多发于 20 ~ 50 岁,可伴有发热、盗汗、颈部淋巴结肿大。

所以,出现鼻涕中带血,可能是鼻咽癌,也可能是其他炎症或肿瘤,需及时到医院进行明确诊断。

16. "大脖子"一定是鼻咽癌吗？

70%左右的鼻咽癌患者会出现颈部淋巴结肿大（俗称"大脖子"），但颈部淋巴结肿大患者不一定就是鼻咽癌。

引起颈部淋巴结肿大的疾病除鼻咽癌外，还可能是其他一些疾病，如：

1 颈部淋巴结炎: 急性炎症会出现局部淋巴结的红、肿、热、痛，伴有全身发热，而慢性炎症常伴有咽炎、扁桃体炎等，此类肿大淋巴结较光滑、活动，抗炎治疗后可缩小或消失。

2 颈部淋巴结结核: 多见于青少年，颈部淋巴结多呈串珠样，可伴有低热、盗汗，既往可能有结核病病史。但须警惕颈部淋巴结结核与转移癌可能并存。

3 恶性淋巴瘤: 多见于年轻患者，常双侧颈部都有淋巴结肿大，且肿大迅速，淋巴结摸起来比较软，具有弹性感，可伴有腋窝、腹股沟淋巴结肿大和（或）发热、盗汗等症状。

4 颈部淋巴结其他转移癌: 患者可有其他部位出现肿瘤的情况，如其他头部癌、肺癌、胃癌等，肿大的颈部淋巴结摸起来质地较硬、固定。

所以发现颈部淋巴结肿大，可能是鼻咽癌，也可能是其他炎症或肿瘤，需及时到医院进行明确诊断。

17. 如何诊断鼻咽癌放疗后复发?

鼻咽癌放疗后复发的诊断要依据症状、体征以及辅助检查结果综合判断。

常见的症状有鼻塞、头痛、视物模糊、面麻等。

常见的体征有鼻咽部有新生物、颈部淋巴结肿大、颅神经麻痹。

如果怀疑鼻咽癌复发,应进行以下检查:

间接鼻咽镜检查,纤维鼻咽镜检查,鼻咽 CT 或 MRI,胸部 X 线检查,腹部 B 超,骨 ECT(有条件者进行 PET/CT 检查),血清学检查如血清中 EB 病毒 VCA/IgA 和 EA/IgA、EBV-DNA。病理学检查(鼻咽肿瘤组织活检或颈部淋巴结切除活检)为诊断鼻咽癌放疗后复发的重要指标。

根据上述症状、体征及辅助检查结果可判断是否为鼻咽癌放疗后复发。

第三章

鼻咽癌的
防控指南

1. 哪些途径可以帮助我们迅速了解鼻咽癌?

以下途径可以帮助我们初步了解鼻咽癌:

- 鼻咽癌防控的社会参与。
- 大众传媒的健康教育活动。
- 社区的健康教育活动等。

如果需要更加详细地了解鼻咽癌的防治知识,可以从以下两个方面了解:

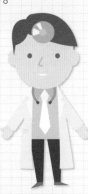

1 参加肿瘤专科医院的鼻咽癌健康教育讲座。

2 直接到正规医院的肿瘤科或者肿瘤专科医院的门诊进行咨询。

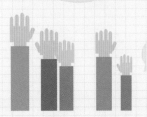

2. 近年来鼻咽癌的发病率和死亡率有什么变化?

近年来鼻咽癌发病率的变化在我国各个地区不尽相同。香港和台湾地区鼻咽癌的发病率均较 20 年前下降了约 30%，这主要与吸烟人口减少和其他环境因素的改善有关。

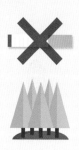

而在鼻咽癌高发区域如广西和广东两个省（自治区），仍未观察到鼻咽癌发病率有明显的下降趋势。

1973~1975 年、1990~1992 年 和 2004~2005 年三次全国鼻咽癌死因抽样调查均显示我国鼻咽癌的死亡率呈明显下降趋势，这主要得益于在鼻咽癌的防控中，早期发现患者数量的增加以及鼻咽癌治疗技术的明显进步（比如调强适形放射治疗）。

3. 国家采取了哪些措施对鼻咽癌进行防控?

鼻咽癌是我国癌症防治的重点之一,国家建立了以下癌症防治工作体制:

 + +

政府领导　　多部门合作　　社会广泛参与

这项体制完善了鼻咽癌信息登记系统,建立了统一的鼻咽癌信息数据库。

在具体防治方面,国家积极推行有效的预防措施,控制主要危险因素,制订了鼻咽癌早期发现、早期诊断及早期治疗计划并组织实施,制定并推行鼻咽癌临床专业设置准入标准和鼻咽癌的临床诊治指南。只有具有鼻咽癌诊疗资质的医疗机构和科室,才可以进行鼻咽癌的诊疗。

4. 广西政府有鼻咽癌筛查的相关政策吗？

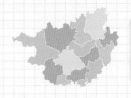

▶ 广西是鼻咽癌高发地区，政府对此非常重视。

为了早期发现、诊断和治疗鼻咽癌，自2012年起，广西壮族自治区人民政府开展"广西健康惠民工程"。其中，"鼻咽癌肝癌防治项目"于2012～2015年,在南宁市兴宁区、江南区、青秀区、西乡塘区、邕宁区、良庆区，贵港市港北区、港南区、覃塘区，崇左市江州区以及扶绥县、宾阳县、隆安县、合浦县、桂平市、平南县、田阳县、田东县、苍梧县、岑溪市、博白县、陆川县等22个县（市、区）开展鼻咽癌和肝癌筛查及早诊早治工作。

针对鼻咽癌的筛查手段包括：

1 EB 病毒抗体的血清学检测。

2 鼻咽癌常见症状和肿瘤家族史的询问。

3 颈部淋巴结触诊。

4 纤维鼻咽镜检查。

对于筛查出来的可疑鼻咽癌病例，指定广西壮族自治区肿瘤医院、广西医科大学第一附属医院、广西壮族自治区人民医院这三家大型医院作为自治区级防治中心进行进一步指导确诊，以明确是否为鼻咽癌。

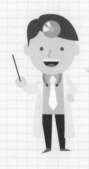

确诊的鼻咽癌病例通过绿色通道被送至指定的肿瘤放疗科进行规范化治疗。

5. 鼻咽癌有预防措施吗?

科学研究告诉我们, **1/3** 的癌症可以通过改变生活方式来预防。

在日常生活中, 注意以下几方面有益于预防鼻咽癌:

1
首先应注意饮食调节。日常饮食应均衡, 多吃蔬菜、水果, 少吃或不吃咸鱼、咸菜、熏肉、腊味等含有亚硝胺类化合物的食物等。据调查, 10岁以下的儿童吃咸鱼, 患鼻咽癌的危险性显著增加, 因此儿童更不宜食用。

2
在日常生活中要注意尽量避免接触污染较重的空气环境或吸入有害烟雾, 如杀虫喷雾剂等。同时, 还要注意天气变化, 预防感冒, 保持鼻腔和咽喉的卫生, 避免病毒感染。

3
戒烟、戒酒。

4
适当参加体育锻炼, 增强抵抗疾病的能力。

6. 如何早期发现鼻咽癌?

 要做到早期发现鼻咽癌,必须重点注意以下几方面:

1 对高发地区和高发年龄段的高危人群要进行定期观察和检查,最好能进行鼻咽癌普查。

2 注意鼻咽癌的早期信号(如30岁以上出现持续2周以上的单侧鼻塞、鼻出血、抽吸性血涕、耳鸣、耳闷、听力下降、单侧卡他性中耳炎、单侧偏头痛),应及时找肿瘤专科医师或到肿瘤专科医院就诊。

3 将鼻咽部检查、血液EB病毒抗体检测列入正常人健康体检项目,特别是有鼻咽癌家族史的人群更应定期体检。

7. 为什么要开展鼻咽癌筛查?

鼻咽癌是我国最常见的恶性肿瘤之一，全世界80%以上的鼻咽癌发生在中国的南方地区。

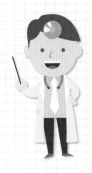

目前对鼻咽癌尚无确切的一级预防（从病因上预防）措施，只能寄希望于二级预防，即早发现、早诊断及早治疗。

多数鼻咽癌的自然发展过程一般为：

健康人 ➡ EB 病毒抗体阳性人群 ➡ 原位癌 ➡ 浸润癌

患者在病理确诊前有较长时间（5 ~ 10 年）体内的多种 EB 病毒抗体水平升高，这一现象说明通过多种手段筛查可以较早发现鼻咽癌。

8. 鼻咽癌筛查需要进行哪些项目?

1 头颈部物理检查:
①间接鼻咽镜检查。
②颈部淋巴结触诊。
③高危人群应进行纤维鼻咽镜检查。

2 EB 病毒抗体的血清学检测,必要时加做血清 EB 病毒 DNA 检测。

3 高度怀疑鼻咽癌时应做鼻咽活体组织或颈部淋巴结病理检查。

4 必要时做鼻咽部和颈部磁共振(MRI)检查。

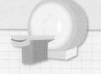

9. 哪些人群是鼻咽癌筛查的重点对象?

1 筛查对象一般为高发区 30 ~ 59 岁的自然人群。

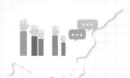

2 经常接触油烟、化学毒物和吸烟、饮酒的人群。

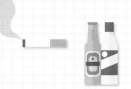

3 家族中有鼻咽癌患者的人群。

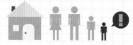

4 出现原因不明的头痛、鼻塞、鼻涕中带血、流鼻血、耳鸣等症状,且有的症状反复出现者。

5 不明原因触及颈部无痛性肿块者。

10. 筛查 EB 病毒抗体阴性是否可以排除鼻咽癌？

EB 病毒抗体阴性也不能完全排除鼻咽癌。

有部分鼻咽癌患者的 EB 病毒抗体就是阴性的。

因此，在怀疑患者患鼻咽癌的时候，不能仅进行 EB 病毒抗体检测，还需进行纤维鼻咽镜及磁共振等检查，以病理检查结果为最终确诊依据。